AF240446

DES
WAGONS-AMBULANCES

PAR

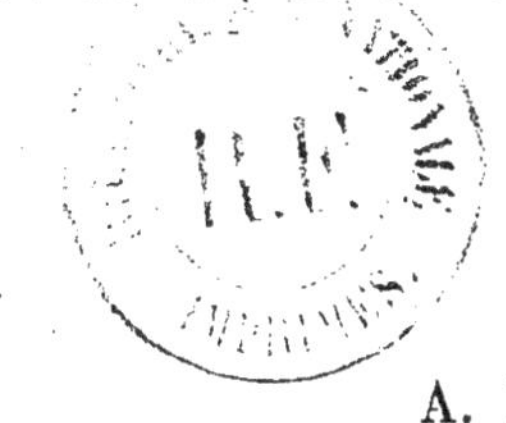

A. RIEGERT

Médecin aide-major de première classe

PARIS

LIBRAIRIE DE LA MÉDECINE, DE LA CHIRURGIE ET DE LA PHARMACIE MILITAIRES

VICTOR ROZIER, ÉDITEUR,

75, RUE DE VAUGIRARD, 75,

Près la rue de Rennes.

1872

AVANT-PROPOS

A Monsieur le Docteur D....

Médecin principal de 1re classe.

Monsieur le Médecin principal,

Ces pages, bien courtes pour le sujet qui y est traité, n'étaient pas dans ma pensée, destinées à paraître sous forme de brochure. Mais vos conseils, aussi bienveillants qu'agréables pour moi, m'ont fait voir un but utile à atteindre ; et, à ce point de vue, ils ont pu, seuls, me déterminer à livrer ainsi ces quelques lignes aux lecteurs qu'elles peuvent intéresser. Je crois du reste qu'aujourd'hui surtout, où tout Français va être appelé à se mettre en mesure de pouvoir défendre personnellement son pays, le soldat blessé sur le champ de bataille doit être l'objet de la sollicitude, non-seulement du médecin militaire, de ses chefs et de l'Etat, mais encore de tous ses concitoyens. D'un autre côté, le progrès ne consiste pas exclusivement dans l'application pratique d'une idée nouvelle, mais il consiste aussi, bien qu'à un degré moindre, à s'assimiler pour ainsi dire, toute chose que l'expérience, faite par d'autres, a montrée comme pouvant être d'une utilité réelle, et à la perfectionner quand cela est possible. Les Prussiens nous l'ont prouvé par l'organisation de leur service de santé ; ils ont emprunté au service de santé militaire français : d'abord, les enseignements évidents qui ressortaient des guerres de Crimée et d'Italie, quant à l'organisation du service médical relativement aux intérêts du soldat malade ou blessé et à la bonne exécution de ce service ; le mode de recrutement qu'ils ont modifié ; l'assimilation : aux Américains, l'unité de direction imprimée par un chef médical correspondant directement avec le ministre ; certaines modifications dans les moyens de transport pour les blessés ; l'emploi régulier, en temps de guerre, des ambulances et des comités de secours privés, afin de les mettre à même de rendre des services incontestables ; ils ont ajouté à tout cela la subordination au commandement. On trouvera, dans ce qui va suivre, une esquisse de ce qu'ils ont fait pour assurer le transport de leurs blessés par les voies ferrées. Il serait à désirer que chez nous on prît des mesures analogues, et je serais heureux si, grâce à vos conseils, Monsieur, mes modestes efforts parvenaient à éveiller l'attention sur ce sujet.

Veuillez agréer, Monsieur le Médecin principal, avec mes remerciements, l'expression de mes sentiments respectueux,

RIEGERT.

Camp de Meudon, 28 avril 1872.

DES

WAGONS-AMBULANCES

L'emploi des wagons-ambulances pour le transport des blessés, date à peine d'une dizaine d'années. Les Américains les ont créés pendant la guerre de la Sécession, et, la Prusse exceptée, aucune nation ne les a, jusqu'ici, imités. On juge aujourd'hui avec raison que la dissémination des blessés prévient le mieux les complications si fréquentes des blessures de guerre ; mais si l'on veut mettre en pratique ce principe d'hygiène militaire, dans les évacuations des blessés, en se servant des voitures d'ambulance comme moyens de transport, on ne peut remplir que très-imparfaitement les conditions qu'il exige, savoir : disperser les blessés dans différentes directions, dans des hôpitaux situés souvent loin du champ de bataille ; leur assurer un transport rapide, facile, et qui ménage leurs souffrances, sans qu'on soit obligé de mettre en action un personnel et un matériel trop nombreux.

A ce point de vue, le transport des blessés par les voitures mises à la disposition des ambulances, doit s'effacer complétement devant le transport par les trains-ambulances qui seuls peuvent satisfaire aux conditions qui viennent d'être énoncées. Nous avons l'intention de décrire dans ces quelques pages, les wagons-ambulances tels qu'ils ont été organisés par les Américains d'abord, puis par les Prussiens dans la dernière guerre ; nous parlerons du personnel qui a été employé, du fonctionnement des trains-ambulances, de l'opportunité du transport pour les blessés, et enfin du résultat acquis.

Pendant la guerre de la Sécession, les Américains s'étaient bien vite aperçus que les moyens de transport jusqu'alors en usage dans les armées ne pourraient leur suffire, et ils résolurent de les remplacer en grande partie par le transport en chemin de fer. Le gouvernèment de l'Union, à l'instigation de la Commission sanitaire (1), fit construire, par les compagnies de chemins de fer et aux frais du ministère de la guerre, un certain nombre de wagons sanitaires dont l'organisation devint peu à peu si parfaite, que chaque wagon représentait à lui seul un petit hôpital séparé. Les wagons dont on s'est servi, surtout pendant les deux dernières années, ont été construits sur les indications du docteur Harris, de New-York, membre de la Commission sanitaire. Leur construction, au point de vue mécanique, et leur aménagement furent si achevés que les chocs étaient pour ainsi dire imperceptibles, même avec le maximun de vitesse du train.

Les wagons américains sont de dimensions plus longues que les wagons qu'on rencontre sur les différents chemins de fer de l'Europe : un couloir, séparant les places à droite et à gauche, permet de se promener dans toute la longueur du wagon ou du train, car les wagons sont reliés entre eux de telle façon qu'on puisse aller de l'un à l'autre. Ils ont en cela servi de modèle à la construction du wagon-ambulance. Ce dernier (2), vu ses dimensions, repose sur huit roues et sur des ressorts suffisamment longs pour amortir le choc et le tangage des wagons. Il peut prendre 30 à 32 blessés, placés par étage de 2 ou 3 blessés de chaque côté du wagon (*fig.* 1). Les blessés reposent sur des lits-brancards. Ceux-ci sont suspendus d'un côté (vers le couloir) à des poteaux espacés l'un de l'autre de la lon-

____

(1) *A Treatise on military surgery and hygiene;* edited by F. Hamilton. New-York, 1865.

(2) *Documents of the U. S. sanitary Commission.* New-York, 1866. — Von Haurovitz : *Das militairsanitætswesen der vereinigten staaten von Nord-Amerika.* Stuttgart, 1866.

Figure 1.

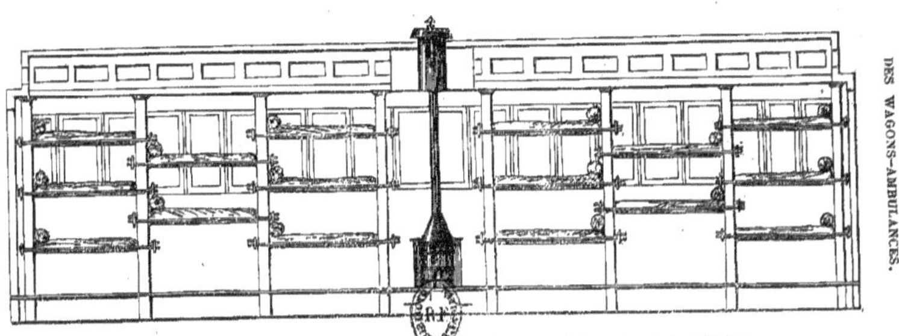

Wagon-ambulance américain (d'après Ewans). — Élévation du wagon-ambulance et mode de ventilation.

gueur d'un brancard, et de l'autre côté, à des poteaux sem-
blables placés contre la paroi même du wagon. La suspension des brancards se faisait au moyen de forts anneaux en
caoutchouc fixés au poteaux (*fig.* 2); par leur élasticité, ils

Figure 2.

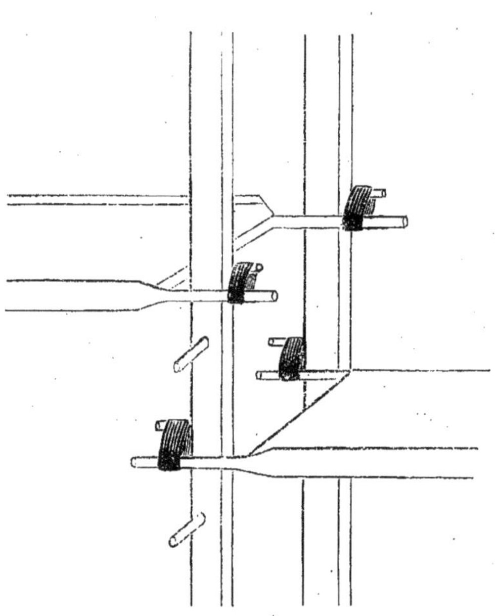

Mode de suspension des lits-brancards avec des anneaux en caoutchouc
(d'après Hamilton).

servaient tout aussi bien que les ressorts sur lesquels repo-
sait le wagon, à atténuer les chocs et le tangage pendant
la marche du train. Un ventilateur était établi au milieu du
wagon; en hiver, celui-ci était chauffé avec un petit fourneau. Aux deux extrémités du wagon, se trouvaient réser-
vées des places pour une petite pharmacie, pour l'installation des pièces à pansement (bandes, charpie, etc.), pour
le water-closet. Un wagon spécial était affecté à la cuisine

et aux provisions. Enfin, d'après Thomas Ewans (1), il y avait des tuyaux de communication verbale entre chirurgiens, infirmiers et infirmières. On voit de suite que rien n'a été oublié dans cette organisation des wagons-ambulances par les Américains. Voyons maintenant comment les Prussiens les ont imités, et à ce sujet nous entrerons dans quelques détails qui ne seront probablement pas sans intérêt.

Lorsque le gouvernement prussien modifia, en 1860, l'organisation de ses ambulances en campagne, il fit paraître en même temps une circulaire sur le transport des militaires blessés et malades par les chemins de fer. Cette circulaire réglait l'emploi du matériel disponible, l'installation des blessés dans les wagons, le chiffre du personnel qui devait accompagner les blessés et les malades (2).

Jusques et y compris la guerre de 1866, les blessés ne furent transportés que dans des wagons de marchandises couverts, garnis de paille ou de matelas. Mais après la guerre contre l'Autriche, la commission médicale chargée de faire un rapport sur la réorganisation du service sanitaire, résolut d'améliorer le transport des blessés par les chemins de fer. Il s'agissait tout d'abord d'avoir des wagons de voyageurs dans le genre de ceux des Américains. Le professeur Esmarch (de Kiehl) (3), membre de la commission, vit à ce sujet le directeur de la grande fabrique de matériel de chemins de fer de Berlin ; on reconnut, après examen du projet, que la construction de pareils wagons ne rencontrait aucune impossibilité, et que la dépense à laquelle ils donneraient lieu ne serait pas plus élevée que celle affectée à la construction d'un wagon ancien modèle. Il fut en même temps prévenu que le gouvernement avait l'intention de soumissionner la construction de 60 wagons de 4ᵉ classe pour les chemins de fer hanovriens. Le professeur Esmarch

----

(1) Thomas W. Ewans : *La Commission sanitaire des Etats-Unis.* Paris, 1865.

(2) Loëffler, médecin inspecteur de l'armée prussienne : *Du service de santé militaire prussien, et de sa réorganisation après la campagne de* 1866. Berlin, 1869.

(3) Dʳ Esmarch : *Verbandplätz und Feldlazareth.* Berlin, 1871.

fit et adressa un travail aux ministres de la guerre et du commerce, sur les modifications à apporter dans la construction de ces wagons, afin de les utiliser en cas d'une guerre prochaine (1) pour le transport des blessés.

Il lui fut répondu que les wagons seraient construits d'après le nouveau modèle. Des embarras financiers ayant empêché la construction d'un plus grand nombre de ces wagons (2), la commission rechercha les moyens d'utiliser, mieux qu'on ne l'avait fait jusqu'alors, les wagons couverts de marchandises pour le transport des blessés. Le système de suspension des lits-brancards proposé et envoyé en 1867 à Paris, lors de l'exposition, par M. Fischer et Cie, de Heidelberg, et dont parle M. l'inspecteur Legouest dans sa conférence faite au ministère de la guerre, fut abandonné ; on reconnut, après essai fait à Berlin, qu'il mettait bien les malades à l'abri du tangage des wagons, mais pas à l'abri des chocs. Ajoutons que le prix de l'installation par wagon était assez élevé, il revenait à 60 thalers ou 225 fr. La commission adopta plus tard, en août 1868, le système suivant :

A l'avant et à l'arrière, sont fixés solidement, sur le plancher du wagon (*fig.* 3), 4 forts ressorts en acier. Du milieu de la courbure des ressorts s'élèvent deux montants en fer (en forme de fourche) destinés à recevoir dans leur intervalle une traverse en bois. Chaque traverse repose sur deux ressorts, et deux traverses ainsi posées supportent trois lits-brancards : ce qui fait 6 lits par wagon, 3 à l'avant, 3 à l'arrière. D'après le docteur Loëffler, le prix de l'installation (les 4 traverses et les 8 ressorts) revient à 24 thalers ou 90 francs par wagon.

La transformation des wagons de voyageurs (4° classe) placés sur de longs ressorts et construits sur le modèle américain en wagons-ambulances, fut d'autant plus facile que ces wagons en temps ordinaire n'ont pas de banquettes : les

---

(1) La préface de la première édition de son livre en fait foi.

(2) Plus tard, le nombre fut augmenté de 40, et 100 anciens wagons hanovriens furent transformés dans ce système (Virchow : brochure citée plus loin) ; il y avait donc, au début de la guerre, 200 wagons de voyageurs prêts à être employés comme wagons d'ambulances.

voyageurs s'y tiennent debout, dans des compartiments limités par des poteaux. Ces wagons peuvent contenir 16 lits-

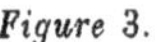

Figure 3.

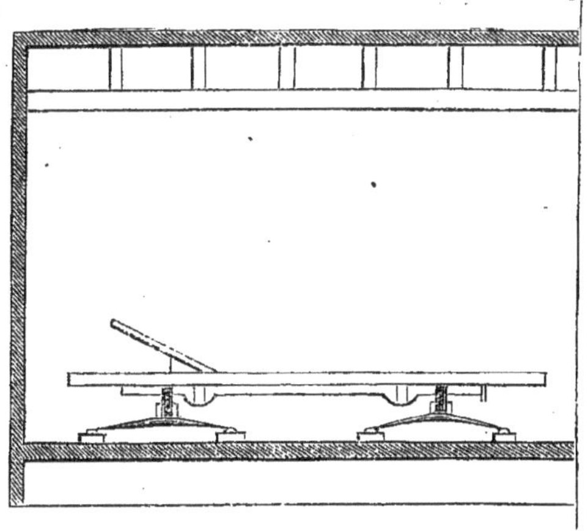

Coupe verticale (d'après Loëffler), p. 251, montrant la disposition d'un lit-brancard dans un wagon de marchandises prussien.

brancards (*fig.* 4), 8 de chaque côté par étage de 2 lits. Le mode de suspension des lits-brancards a été le même que celui employé en Amérique. Mais comme ces wagons étaient assez petits, on ne put y installer, faute de place, comme dans les wagons américains, une petite pharmacie et d'autres accessoires ; on remédia à cet inconvénient en ajoutant au train un wagon spécial, dans le genre d'un wagon-poste, et qui contenait la pharmacie, la cuisine, etc., et en même temps le cabinet du médecin en chef qui accompagnait les blessés. Les wagons n'avaient pas été disposés, en grande partie du moins, de telle façon qu'on pût aller de l'un à l'autre : les Wurtembergeois seuls, d'après Esmarch, avaient organisé leurs trains hospitaliers d'après ce système, qui est le plus avantageux au point de vue des communications de wagon à wagon, et qui donne au train l'aspect d'un hôpital complet et mobile.

De même qu'en Amérique, il s'était formé en Prusse

Figure 4.

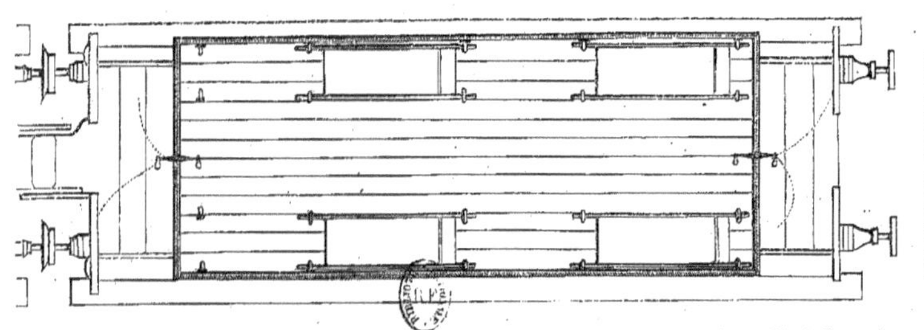

Wagon (4ᵉ classe) prussien transformé en wagon-ambulance pour le transport de seize blessés. — Coupe horizontale (d'après Esmarc).

pendant la dernière guerre, de nombreuses sociétés de
secours où les dons en argent et en nature affluaient de toutes
parts. La société de secours aux blessés de Berlin demanda
au gouvernement, par l'intermédiaire du professeur Virchow (1), un de ses membres, un certain nombre de wagons
de voyageurs (4ᵉ classe) pour l'organisation d'un train hospitalier ; la société se chargeait de l'aménagement intérieur
des wagons.

L'administration, loin de refuser, comme cela serait ar-
rivé certainement dans un autre pays, accorda de suite le
nombre de wagons demandé. Le train fut organisé sous la
direction du professeur Virchow à l'instar des trains-ambulances américains; il représentait un hôpital complet dans
son entier, car un pont volant reliait chaque wagon au suivant et permettait de parcourir le train dans toute sa longueur. Nous ajouterons à cette petite digression que ce
train n'était pas le seul de son espèce qui circulait, pendant
la guerre, sur les voies ferrées autour de Metz et de Paris.

Le personnel médical qui accompagne les trains hospitaliers doit nécessairement être proportionné au nombre
des blessés.

Les Américains avaient, par wagon, de 30 à 32 blessés,
1 médecin et 2 infirmiers. Nous ne connaissons pas exac-
tement le chiffre du personnel employé par les Prussiens.
D'après les instructions de la circulaire dont nous avons parlé
précédemment et qui étaient encore en vigueur pendant la
dernière guerre, il devait y avoir au moins deux médecins
par 100 blessés ou malades, et un infirmier par wagon.
D'un autre côté, le docteur Loëffler dit, dans son ouvrage,
qu'en campagne, le soin d'accompagner les blessés en chemin de fer est laissé à la disposition des comités de secours
en raison de l'insuffisance momentanée du nombre de médecins militaires. Le train qui a été conduit aux environs
de Metz par le professeur Virchow, se composait, non compris les wagons qui servaient à la cuisine, aux provisions et
au matériel de chirurgie, de 10 wagons contenant chacun

---

(1) Prf. Virchow : *Der erste sanitatszug des Berliner Hülfs-Vereins
für die deutschen Armeen im Felde*. Perlin, 1870.

12 blessés ; le personnel qui se trouvait à bord du train était de 29 personnes, nombre jugé d'abord trop élevé et qu'on reconnut plus tard être trop faible. Il comprenait : 3 médecins, 1 garde-matériel, 5 infirmiers volontaires (étudiants en médecine), 6 sœurs grises, 9 gardes-malades et aides, 2 cuisiniers et 2 employés de chemins de fer. En éliminant les non-valeurs au point de vue des soins à donner aux blessés, on voit qu'il y avait une personne utile pour 6 blessés chez les Prussiens, tandis que chez les Américains, il y en avait une pour 10 malades.

Relativement au fonctionnement des trains-ambulances, ceux-ci devront toujours stationner autant que possible dans une gare voisine de la base d'opération de l'armée, et si cette gare était tête de ligne, ce ne serait qu'un avantage de plus. C'est de là que partiraient un ou plusieurs trains quand un combat ou une bataille aurait été livrée favorablement pour emmener les blessés pansés. Pendant la campagne du Rhin et le siége de Metz, les Allemands avaient établi leur comité central d'évacuation à Wissembourg, et les médecins qui accompagnaient les trains hospitaliers venant d'Allemagne en France pour chercher les blessés, recevaient du comité les instructions sur le chemin qu'ils avaient à suivre, et quant à l'endroit où ils devaient se rendre ; leur arrivée au lieu de leur destination était annoncée par voie télégraphique.

Virchow (1) fait remarquer avec raison que Wissembourg, choisi comme point central d'évacuation, était trop éloigné de Metz, où se trouvaient les armées allemandes à un moment donné ; que le choix de Nancy eût été plus favorable, car cette ville se trouve à peu de distance de Metz et commande en même temps, comme tête de ligne, la ligne de Paris et celle de Metz. Par le fait même que les Allemands se servaient presque exclusivement des chemins de fer pour leurs évacuations, ils avaient soin d'établir à la gare où le train-ambulance devait arriver (et celle-ci était aussi près que possible de l'endroit du combat, en tant que la voie ferrée fut praticable), une ambulance où conver-

---

(1) Brochure citée.

geaient les blessés rapportés sur les moyens de transport ordinaires qui suivaient le service hospitalier. Le chargement des wagons se faisait, paraît-il, sans encombre ; car de même que les soldats prussiens avaient été exercés à monter et à descendre de chemin de fer avec armes et bagages, de même on n'avait pas négligé d'exercer les brancardiers à emporter un homme couché sur un brancard, dans un wagon et à suspendre le brancard ainsi chargé. Sur le parcours de la ligne que devait suivre le train rempli de blessés se trouvaient, dans les gares, des membres délégués des comités de secours et qui se relayaient tous les huit jours ; ils étaient chargés de donnner aux blessés ce qui leur manquait, rafraîchissements, approvisionnements, couvertures, etc. C'est à peu près ce qui se passait aux Etats-Unis pendant la guerre de la Sécession ; le gouvernement prussien n'avait pas mis d'obstacles à l'initiative privée, tout en se chargeant de la guider, car à la tête de chaque comité de secours se trouvait un commissaire civil nommé par lui (1).

Quand un blessé grave est-il transportable ? Nous nous abstiendrons de discuter cette question : nous dirons, toutefois, que Virchow a emporté des hommes atteints de blessures anciennes, d'autres atteints de blessures récentes graves (fractures de membre, plaies de tête, amputés récents, etc.) et qu'il n'a pas eu lieu de s'en repentir. Il a transporté des hommes qui venaient d'être relevés et pansés sur le champ de bataille, sans qu'ils aient passé par l'ambulance ; il les a emmenés de Novéant à Berlin sans accident, le voyage a duré trois jours. Du reste, combien n'y a-t-il pas de considérations tant scientifiques que stratégiques, personnelles même quelquefois, qui peuvent influencer la solution d'une pareille question !

Quant aux résultats qu'a fournis le transport des blessés par les trains hospitaliers, nous nous contenterons de citer

---

(1) Nous aurons probablement l'occasion de revenir plus tard sur cette question des comités de secours aux blessés et des ambulances civiles, organisés en France et en Allemagne pendant la guerre de 1870-1871.

les lignes suivantes qui se trouvent dans la brochure du professeur Virchow : « C'est pour la première fois que chez nous
« on transporta du champ de bataille, sans les faire séjour-
« ner dans les ambulances, des hommes atteints de bles-
« sures graves, et qu'on les rapatriait dans leurs foyers, à
« quelques centaines de lieues de l'endroit du combat.
« C'est sur les mêmes brancards sur lesquels on les avait
« apportés dans le train à Ars et à Novéant, qu'ils furent
« conduits jusqu'aux portes des baraques du « Tempelho-
« ferfeld (1) » à Berlin. »

Citons encore ces quelques mots du chirurgien général
des armées de l'Union, M. Barnes : « Depuis que je m'oc-
« cupe des trains hospitaliers, j'ai fait transporter 20,472 pa-
« tients et j'en ai perdu seulement un, qui malgré l'avis du
« chirurgien et le mien, supplia qu'on voulût bien lui
« permettre d'aller mourir au sein de sa famille (2). »

Nous serions injuste en ne signalant pas les critiques qui
se sont élevées contre le transport des blessés par les chemins
de fer. Ces critiques sont peu nombreuses du reste, et encore
moins essentielles ; nous les présenterons et en discuterons
en quelques mots la valeur. En France, ce mode de transport a été jugé d'abord fort rude et fort pénible pour les
blessés ; mais chaque fois qu'on l'appliquait, les hommes
étaient couchés sur des matelas ou sur de la paille simplement dans des wagons de marchandises couverts. Or, un
wagon de marchandises non aménagé spécialement pour le
transport des blessés, est à peu près à un wagon-ambulance
ce qu'une voiture de labour ordinaire est à une voiture sus-
pendue. L'opinion que nous venons de citer n'a donc rien
d'étonnant en elle-même, elle était la conséquence naturelle
de la mauvaise installation des wagons.

L'objection la plus sérieuse est celle relative au mode de
couchage et de suspension des blessés. D'après le docteur
Loëffler, les blessés doivent être fort incommodés par cette

---

(1) Le Tempelhoferfeld est un champ de manœuvre situé hors de
Berlin, et sur lequel on avait établi 50 hôpitaux-baraques contenant
30 lits chacun. L'installation était en tout complétement américaine.
(2) Thomas Ewans, p. 135.

espèce de balancement qu'ils subissent dans leurs brancards, et qui tient à l'élasticité des anneaux en caoutchouc.
Virchow, dans sa brochure, affirme qu'aucun de ses blessés
ne s'en est trouvé gêné et qu'au contraire, une fois placés
dans les lits de l'ambulance, beaucoup regrettaient la cou-
chette qu'ils avaient dans le chemin de fer. Quant au mode
de suspension, l'anneau de caoutchouc peut se casser en se
durcissant, et dans ces cas, un blessé du 2e ou 3e étage ris-
querait de faire une chute sérieuse. Virchow, qui craignait
cet accident, ne l'a jamais vu arriver, et en admettant même
qu'un ou plusieurs cas de ce genre se fussent présentés, ils
ne seraient pas encore d'un poids suffisant pour faire aban-
donner un système qui a donné de si excellents résultats.
Virchow, pour parer à l'inconvénient dont nous venons de
parler, propose d'ajouter à chaque anneau un deuxième,
qui servirait d'anneau de sûreté. On pourrait remplacer
celui-ci par une courroie élastique munie d'une boucle ; on
préviendrait ainsi, en cas de rupture de l'anneau, toute in-
clinaison du brancard, ce qui n'aurait pas lieu si on plaçait
simplement un 2e anneau qui serait toujours un peu plus
haut ou un peu plus bas que le premier.

Un autre inconvénient, signalé par Virchow, est la
difficulté de pouvoir mettre à profit l'installation de la cuisine. Il raconte que pendant la marche du train, les ustensiles destinés à la préparation des aliments ou de la tisane,
étaient précipités, contenant et contenu, sur le parquet. On
pourrait remédier à cela en plaçant les ustensiles dans des
cercles en fer vissés sur un trépied fixé solidement sur le
fourneau, les couvercles des marmites et autres choses de
ce genre seraient maintenus par des vis mobiles. Nous
croyons, pour notre part, que pourvu qu'il y ait de la tisane
fraîche et chauffée dans le train, l'alimentation des blessés
se ferait avec plus d'avantages dans une gare où tout aurait
été préparé pour cela à l'avance, comme la chose se faisait
le plus souvent en Allemagne, et où le train s'arrêterait pendant quelque temps.

Avant de terminer cette courte description des wagons-
ambulances, nous nous demanderons si ce mode de transport des blessés est réalisable en France, où il a été employé

jusqu'ici d'une façon tout à fait primitive. Que les compagnies de chemins de fer tiennent à l'intégrité de leur matériel, cela n'est que trop juste ; mais l'Etat ne rencontre-
rait probablement pas auprès des compagnies des difficultés
insurmontables, si l'on voulait mettre en pratique le transport des blessés dans des wagons de marchandises d'après
le système que les Prussiens ont adopté en 1868. Il n'est
certainement pas aussi parfait que le système américain ;
mais toujours est-il que les blessés seraient mieux couchés
ainsi que sur des matelas ou de la paille simplement, et le
transport serait très-supportable. Les wagons de 3ᵉ classe
français se prêteraient-ils au transport d'après le système
américain ? Non. Aussi pensons-nous que le gouvernement
devrait intervenir auprès des compagnies de chemins de fer,
pour qu'à l'avenir la construction des nouveaux wagons de
3ᵉ classe soit analogue à celle des wagons américains ; de
pareils wagons existent du reste déjà sur certaines lignes :
il serait facile de mettre dans ces wagons des banquettes
mobiles qu'on enlèverait au moment où l'on aurait besoin
des voitures pour le transport des blessés. Dans tous les cas,
il est difficile de comprendre que ces obstacles soient re-
gardés comme invincibles quand il s'agit de faire acte d'hu-
manité envers ceux qui tombent en combattant pour l'hon-
neur et pour l'intégrité du pays.

Paris. — Imprimerie de J. DUMAINE, rue Christine, 2.